Das SHIIT-Workout

Thor Lette

Bibliografische Information der Deutschen Nationalbibliothek
Die Deutsche Nationalbibliothek verzeichnet diese Publikation in der Deutschen Nationalbibliografie. Detaillierte bibliografische Daten sind im Internet über http://d-nb.de abrufbar.

Für Fragen und Anregungen
info@rivaverlag.de

1. Auflage 2021

Türkenstraße 89
80799 München
Tel.: 089 651285-0
Fax: 089 652096

Die Übungen in diesem Buch dienen der Unterhaltung und sind nicht zur Nachahmung empfohlen.

Ausschließlich zum Zweck der besseren Lesbarkeit wurde auf eine genderspezifische Schreibweise sowie eine Mehrfachbezeichnung verzichtet. Alle personenbezogenen Bezeichnungen sind somit geschlechtsneutral zu verstehen.

Übersetzung: Alexander Kern
Text: A. Martin
Umschlaggestaltung: Catharina Aydemir, in Anlehnung an das Original
Abbildungen: s. S. 96
Satz: Tobias Prießner
Druck: Florjancic Tisk d.o.o., Slowenien
Printed in the EU

ISBN Print 978-3-7423-1619-6
ISBN E-Book (PDF) 978-3-7453-1315-4
ISBN E-Book (EPUB, Mobi) 978-3-7453-1316-1

Das SHIIT-Workout

Mehr als 30 Übungen fürs Klo

Thor Lette

riva

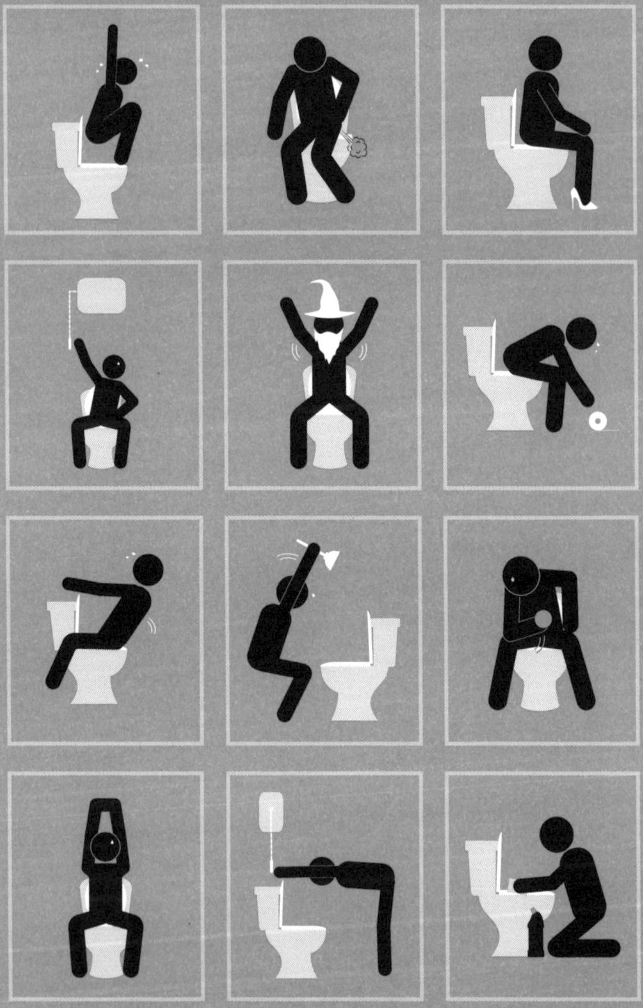

Inhalt

Vorwort 6

So funktioniert SHIIT 8

Equipment 9

Warm-up 10

SHIIT-Übungen für Anfänger 28

SHIIT-Übungen für Fortgeschrittene 48

Cool-down 74

Vorwort

Das SHIIT-Workout – die schlaue Art, bei jedem Scheißen ein paar Sportübungen zu reißen. Noch nie hat das Training so viel Spaß gemacht, ganz egal, ob Sie nun Hampelmann und Klimmzüge oder Shit-ups und Skidder machen. Beginnen Sie mit den schonenden Aufwärmübungen; es ist wichtig, dass Sie sich locker machen, bevor das eigentliche Spektakel losgeht – wenn Sie zu früh abseilen, könnten Sie sich nämlich eine Verletzung zuziehen und im Anschluss wäre eine größere Putzaktion vonnöten. Nutzen Sie auch die Tabelle am Ende des Buches, um Ihre SHIIT-Sessions und eigene Ideen für sinnvolle Ergänzungen Ihres SHIIT-Workouts aufzuzeichnen. Dieses Buch ist Ihr unverzichtbarer Guide für mehr Fitness ohne SHIIT-Stress. (*)

Wir wollen Sie zum Schwitzen bringen. Und Sie wissen ja, wie es heißt: Ohne Scheiß kein Schweiß!

(*) Lassen Sie lieber die Finger von billigen Kopien unseres Trainings, wie beispielsweise CacaCardio und 1Laufband.

Es ist ratsam, die Meinung eines Mediziners einzuholen, bevor Sie mit einem neuen Trainingsprogramm beginnen. Wenn Sie sich für das SHIIT-Workout entschieden haben, sollten Sie sicherstellen, dass Sie sich grundsätzlich nicht zu weit vom Badezimmer entfernen, und stets einen üppigen Vorrat Toilettenpapier im Haus haben.

So funktioniert SHIIT

Ab heute liegt Ihr Fitness-Fokus dank dem SHIIT-Workout auf Ihrem Lokus. Mit diesen Übungen werden auch Sie zum Adonis – solange Sie wissen, wo der Thron ist. Nicht nur Ihr Darm wird's Ihnen danken. Denn nun können Sie auch noch etwas für Ihre Fitness tun, während Sie die stillen Momente der Einkehr auf Ihrer liebsten Porzellanschüssel genießen. Wer weiß es nicht zu schätzen: das kleine Päuschen im Toilettenhäuschen?

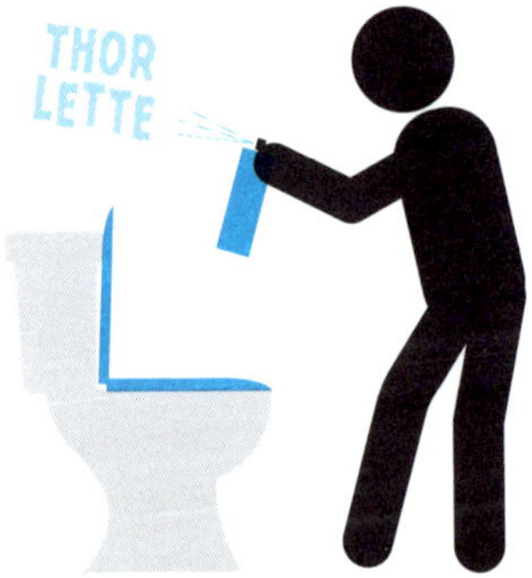

Equipment

- Ein gut durchlüftetes Badezimmer

- Eine schöne, altmodische Zugspülungskette für die Streckübungen

- Einen Lycra-Ganzkörperanzug, vorzugweise in Brauntönen

- Massenhaft Klopapier

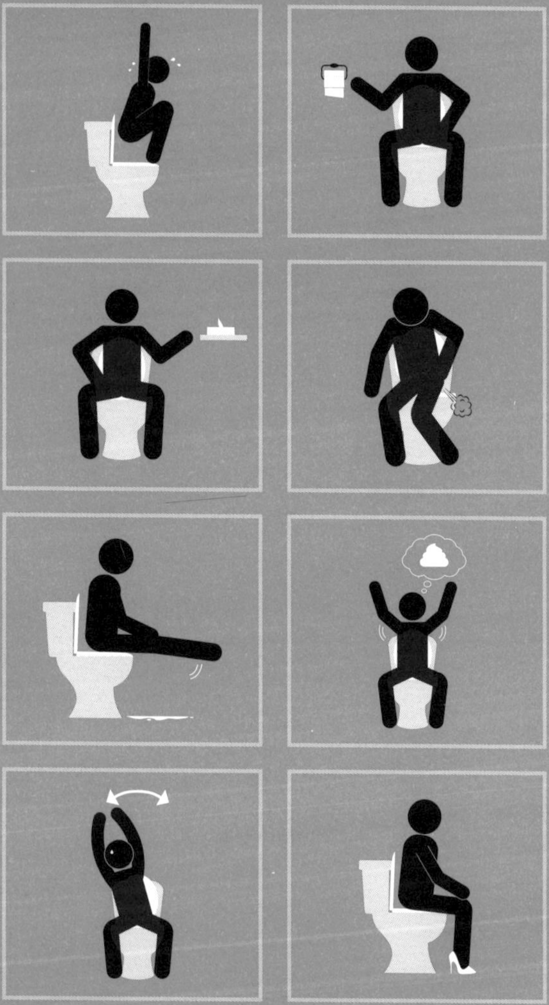

Warm-up

Vorsicht mit der Leistengegend: Vermeiden Sie rektale Rebellionen und andere Beckenschrecken. Schieben Sie lieber eine ruhige Kugel, statt gleich die Kotflinte anzulegen, denn das wäre einfach nur widerlich. Beginnen Sie stattdessen mit unseren sanften Dehnübungen und machen Sie sich locker, bevor Sie mit dem SHIIT-Workout beginnen.

Lockere (D)Armheber

SCHWIERIGKEITSGRAD:

Dies ist eine einfache Übung, die Ihnen hilft, die richtige Haltung für einen guten Qualitäts-SHIIT einzunehmen. Hocken Sie sich auf die Klobrille, die Knie hüftbreit auseinander und das Gesicht nach vorne gerichtet. Halten Sie Ihren Rücken gerade und strecken Sie die Arme nach oben. Sollte Ihnen das schwerfallen, versuchen Sie, eine Rolle Toilettenpapier auf dem Kopf zu balancieren.

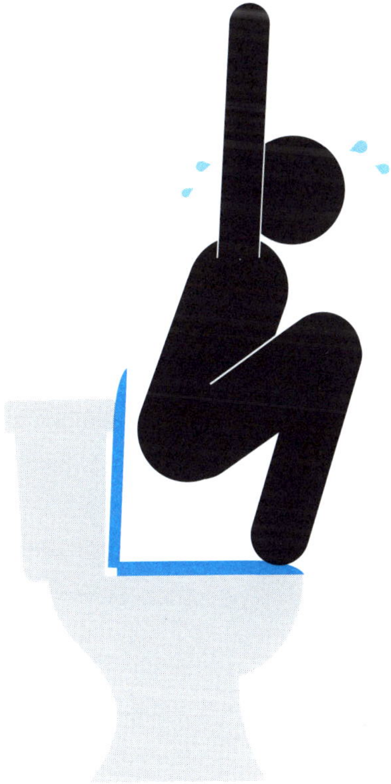

Klopapier-Dehnen

SCHWIERIGKEITSGRAD: 💩💩

Es gibt nichts Schlimmeres, als nach einem befriedigenden SHIIT festzustellen, dass keine Klopapierrolle greifbar ist. Dann hilft oft nur noch ein ungelenker Seitwärtstanz in Richtung Badschrank oder, noch schlimmer, ein Hilferuf. Diese Dehnübung hilft Ihnen dabei, solche Peinlichkeiten zu vermeiden – gleichzeitig wärmen Sie Ihren Bizeps auf.

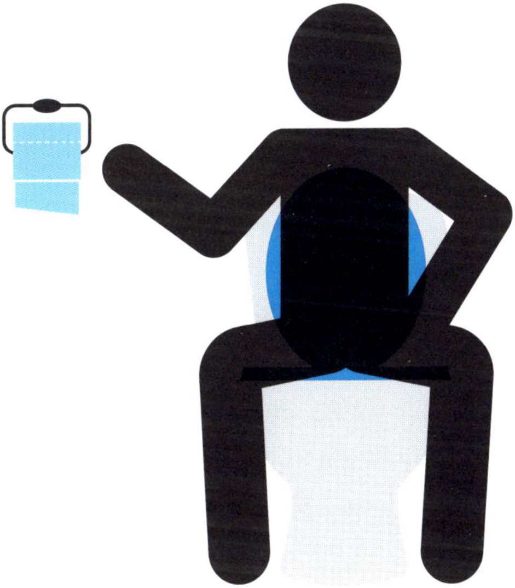

Der Gleiter

SCHWIERIGKEITSGRAD:

Manche von uns nutzen gerne Feuchttücher (biologisch abbaubar und spülbar natürlich) für ein besonders sanftes und sicheres Wischerlebnis. Aus irgendeinem Grund sind diese aber nie am selben Ort zu finden wie die Klopapierrolle. Sehen Sie das einfach als Möglichkeit für eine weitere Dehnübung zum Aufwärmen.

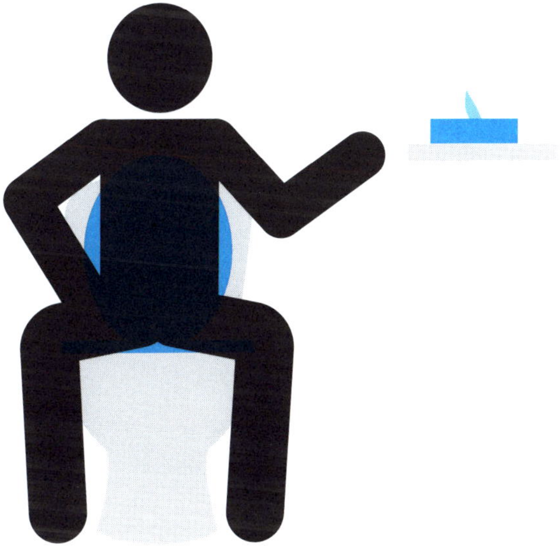

Pumper-Pupsen

SCHWIERIGKEITSGRAD:

Beginnen Sie mit einem Moment der Stille, bevor Sie die Arschmusik ertönen lassen. Kneifen Sie dafür die Pobacken zusammen, zählen Sie langsam bis drei und lüften Sie dann seitwärts ab.

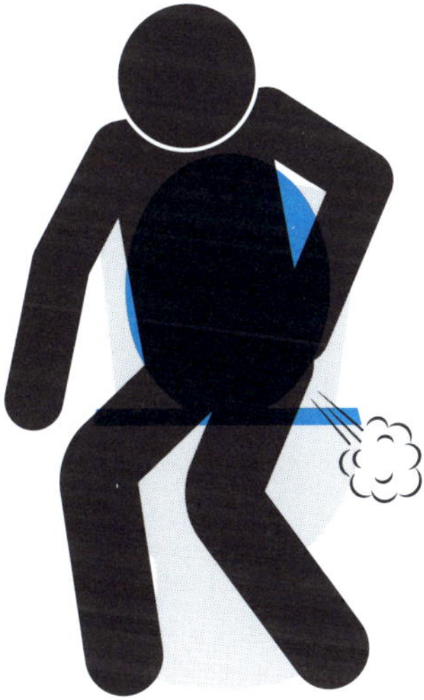

Der Skidder

SCHWIERIGKEITSGRAD: 💩💩

Stellen wir uns nun vor, dass die letzte Person, die das Klo benutzt hat, schlecht gezielt hat. Nun ist der Boden ein wenig rutschig. Setzen Sie sich wie gewohnt auf die Toilette und heben Sie nun Ihre Unterschenkel an, bis Ihre Beine ganz ausgestreckt sind und parallel zum Boden schweben. Fünf Wiederholungen.

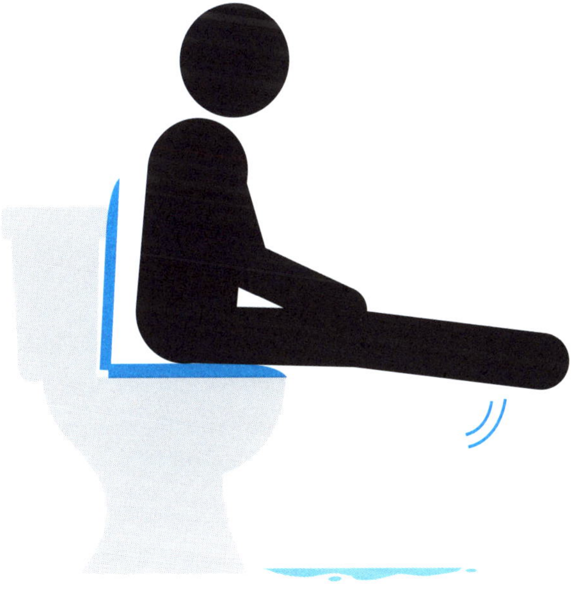

»Ich schwör, sooo groß war die!«

SCHWIERIGKEITSGRAD:

Und jetzt stellen Sie sich vor, Sie sind freitagabends mit Ihren Freunden unterwegs und wollen Eindruck schinden, indem Sie von der Größe der Wurst schwärmen, die Sie in der Mittagspause abgeseilt haben. Strecken Sie die Arme aus und beugen Sie die Ellbogen, um anzudeuten, Sie würden besagtes Monster in den Händen halten. Fühlt sich super an, oder? Verharren Sie zehn Sekunden in dieser Position. Wiederholen Sie diese Übung fünf Mal und halten Sie die Hände jedes Mal ein wenig weiter voneinander entfernt.

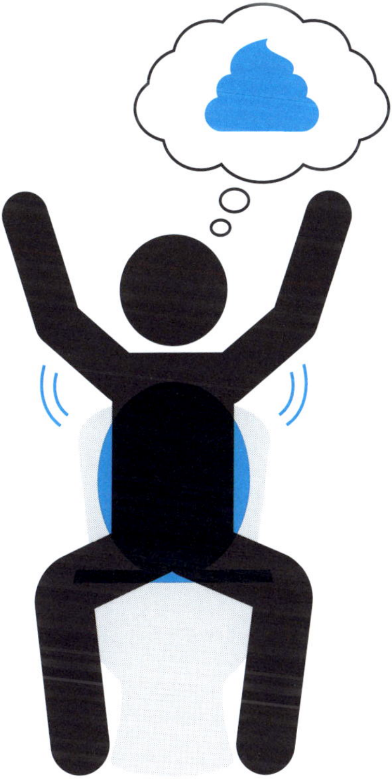

Den Brocken rocken

SCHWIERIGKEITSGRAD:

Die sanfte Schaukelbewegung dieser Übung bietet sich für jene Sitzungen an, bei denen der Haufen einfach nicht loslassen möchte. Wippen Sie Ihr Becken von links nach rechts und recken Sie dabei die Arme weit nach oben, sodass diese Ihr hübsches Gesicht einrahmen. Wiederholen Sie die Übung zehn Mal. Ein bewegender Moment, nicht wahr?

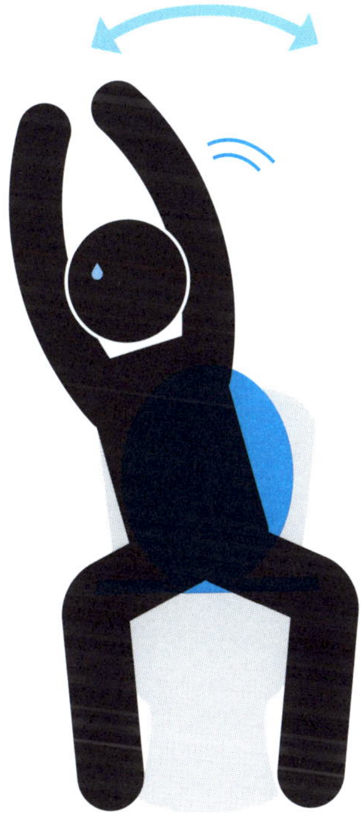

Stöckelschwof

SCHWIERIGKEITSGRAD:

Es heißt, dass man in Stöckelschuhen die beste Körperhaltung für einen Schiss einnehme. Also hoch mit den Fersen und dann langsam wieder absenken, hoch und langsam wieder absenken. Zehn Wiederholungen.

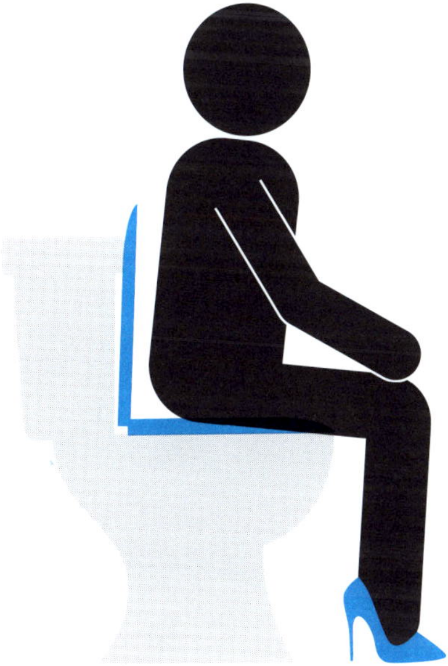

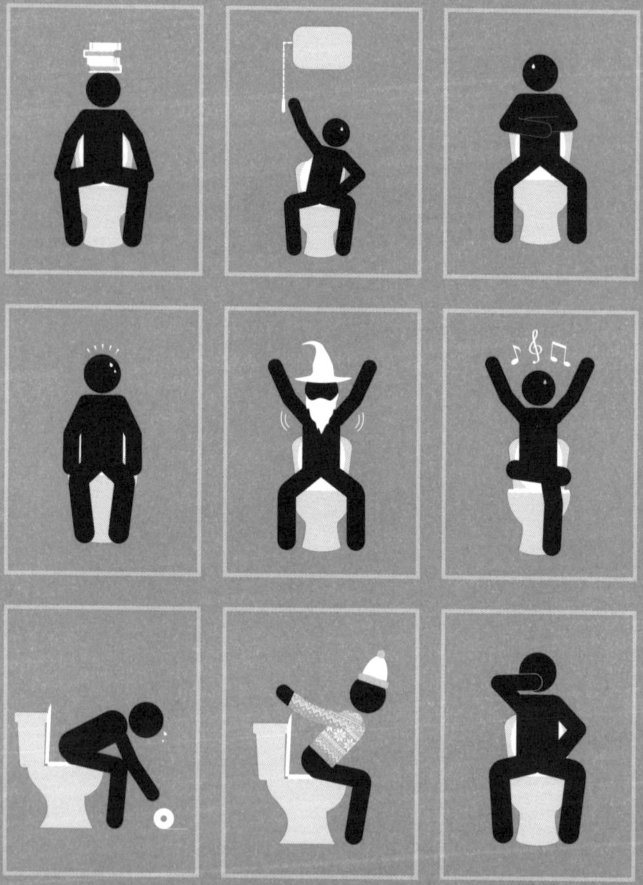

SHIIT-Übungen für Anfänger

Jetzt haben Sie sich locker gemacht und sind bereit für den besten SHIIT Ihres Lebens. Los geht's!

Klolektüre balancieren

SCHWIERIGKEITSGRAD: 💩💩💩

Nur weil Sie allein in einem kleinen Raum sind, heißt das noch lange nicht, dass Sie auf Anstand und Etikette schei…, äh, pfeifen können. Ein willkommener Bonus dieser Übung: Sie verbessern Ihre Körperhaltung. Schnappen Sie sich einen kleinen Stapel Ihrer liebsten Toilettenbüchlein, setzen Sie sich gerade hin und balancieren Sie die Bücher auf Ihrem Kopf.

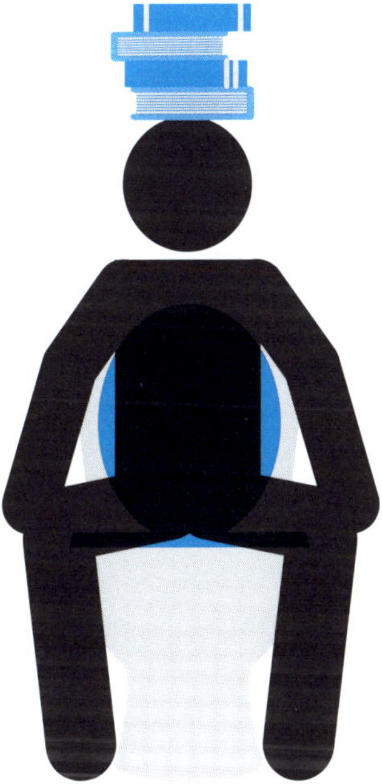

Klimmzüge

SCHWIERIGKEITSGRAD: 💩 💩

Hier kommt die Kette der guten alten Zugspülung zum Einsatz. Heben Sie den Arm, der sich unter der Kette befindet, und strecken Sie ihn so weit wie möglich nach oben aus. Zählen Sie bis zehn, dann nehmen Sie wieder eine entspannte Körperhaltung ein.

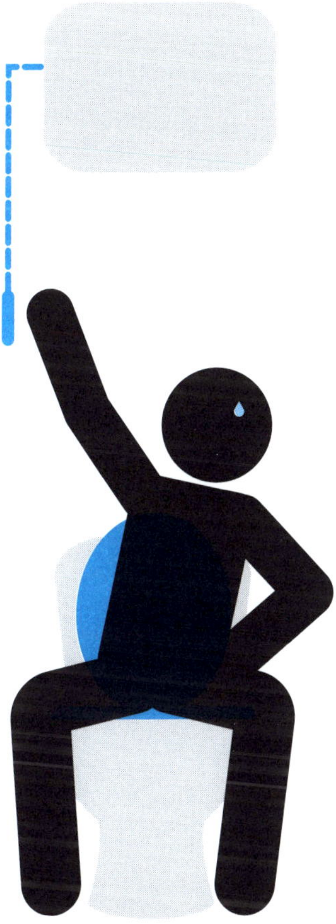

Der Schwimmer

SCHWIERIGKEITSGRAD: 💩💩💩

Nein, hier geht es nicht um den Schwimmer, den Sie in die Schüssel schicken! Für diese Übung braucht es starke Beine, da Sie sich aus dem Sitzen in eine stehende Position begeben sollen – und zwar mit verschränkten Armen. Zehn Wiederholungen.

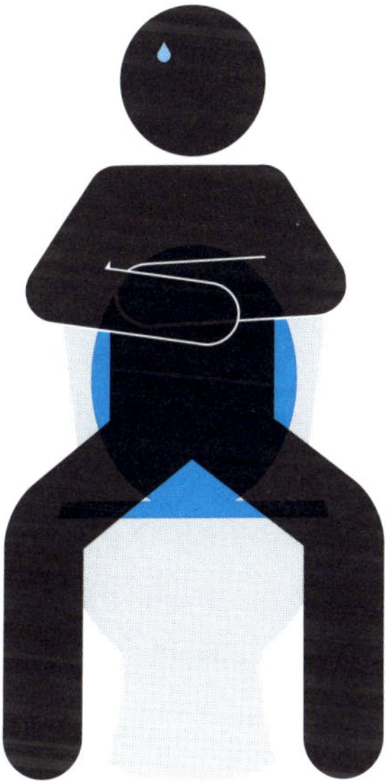

SnapSHIITkröte

SCHWIERIGKEITSGRAD:

Für diese Übung braucht es große Vorsicht und die Darmkontrolle eines echten Könners. Setzen Sie sich in normaler Haltung auf die Toilette, so als wollten Sie sich auf eine längere Sitzung vorbereiten. Spannen Sie die Pobacken kräftig an, halten Sie diese Position drei Sekunden. Dann entspannen Sie die Muskeln langsam wieder; nehmen Sie sich dafür ebenfalls drei Sekunden Zeit. Wiederholen Sie das Ganze zehn Mal und versuchen Sie, Ihren Darminhalt währenddessen noch nicht auf die Reise zu schicken.

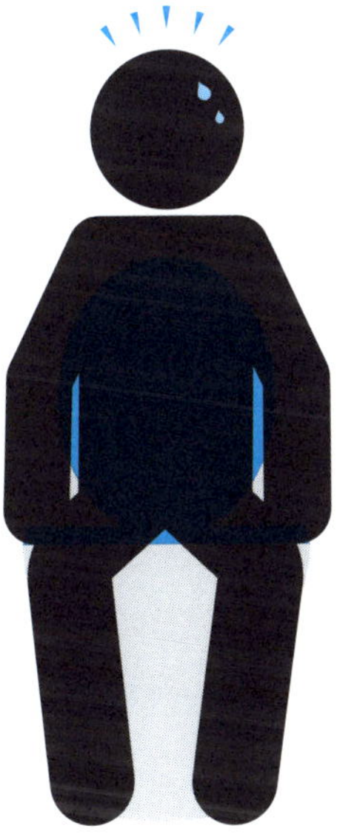

Herr der Ringe

SCHWIERIGKEITSGRAD: +

Aus den Untiefen unter Ihnen sollten bereits übel riechende heiße Winde aufsteigen. Nun ist es fast schon an der Zeit, die Hobbits ins Becken zu schicken. Setzen Sie sich gerade hin und strecken Sie die Arme seitlich nach oben, sodass sie einen Ring beschreiben. Greifen Sie nun erst mit dem linken Arm so weit wie möglich nach oben, anschließend mit dem rechten Arm – für zehn Wiederholungen. Gut gemacht, Gandalf.

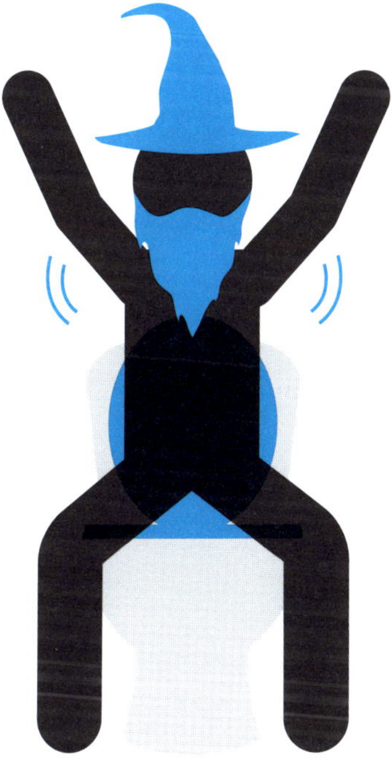

Klabusterbeeren-Tanz

SCHWIERIGKEITSGRAD: 💩💩💩

Hoch mit Ihnen! Jetzt wird getanzt, bis die Klabusterbeeren in die Schüssel springen. Runter vom Sitz und rauf mit den Knien!

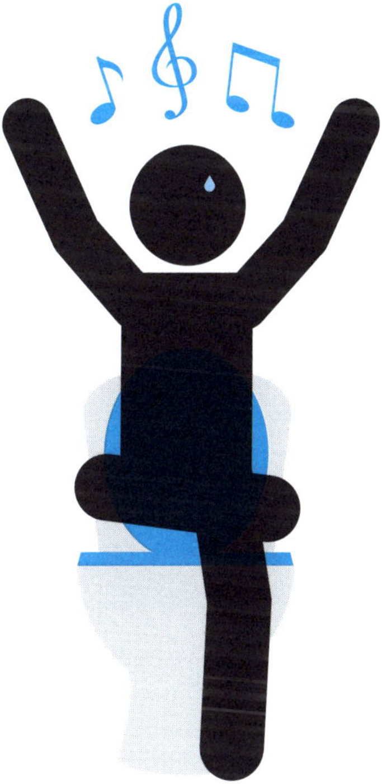

Rollenretter

SCHWIERIGKEITSGRAD: 💩💩💩

Diese Übung erfordert Geschicklichkeit und ist außerdem eine sinnvolle Ergänzung in Ihrem Fitness-POrtfolio, wenn die Klopapierrolle sich mal wieder aus dem Staub machen will, noch bevor Sie das Geschäftliche abgewickelt haben. Beugen Sie sich nach vorn, bis Ihr Bauch Ihre Oberschenkel berührt, und strecken Sie die Arme Richtung Fußboden, um die Rolle mit einer ausladenden Schaufelbewegung einzufangen. Puh!

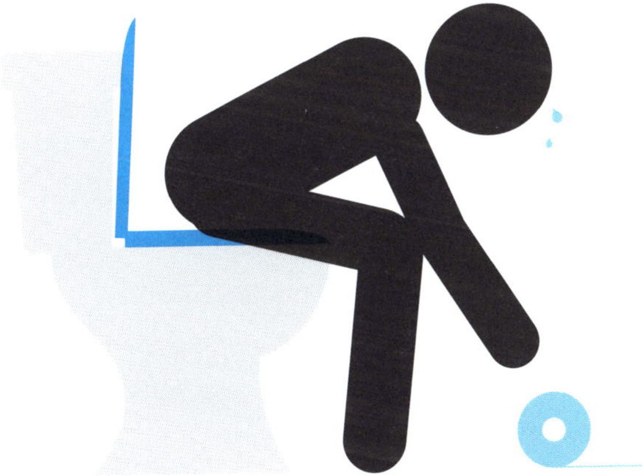

Die Pistensau

SCHWIERIGKEITSGRAD:

Diese Übung ist für den Ski-Olympioniken in Ihnen perfekt geeignet. Stellen Sie sich vor, es geht steil die Piste hinunter. Strecken Sie den Rücken gerade durch und beugen Sie sich dabei nach vorne, um das Tempo zu erhöhen; die Arme strecken Sie dabei nach weit hinten aus, wie Flügel. Ab in die Lüfte!

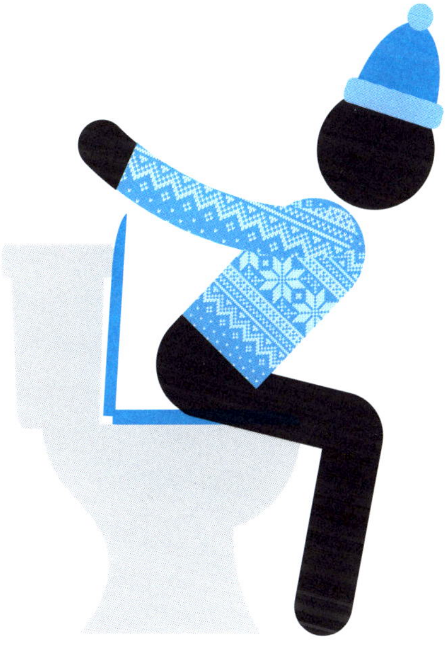

Nasen-Zuhälter

SCHWIERIGKEITSGRAD:

Diese Übung kommt zum Einsatz, wenn der letzte Akt der Verdauung bereits begonnen hat. Sollte es sich beim Star der Produktion um einen Stinker handeln (was viel häufiger der Fall ist, wenn Sie sich in Ergänzung zu Ihrem regelmäßigen Workout besonders proteinreich ernährt haben), dann heben Sie den Ellbogen, bis er sich auf gleicher Höhe wie Ihre Nase befindet. Greifen Sie mit den Fingern nach Ihrer Nase und drücken Sie diese zu. Wenn Sie ein Ziehen spüren (im Arm, hoffentlich, nicht in der Nase), wechseln Sie den Arm und wiederholen Sie die Übung.

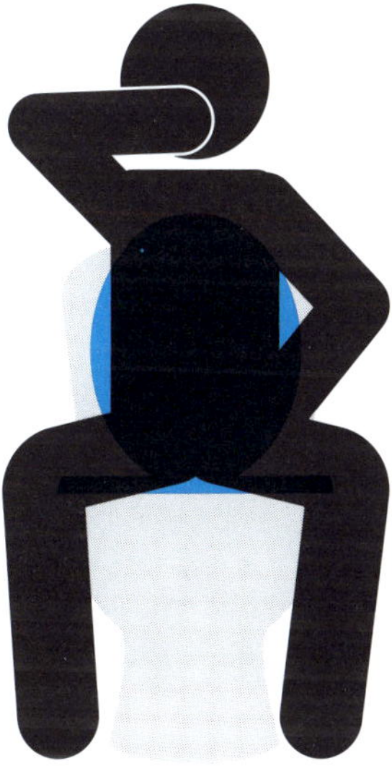

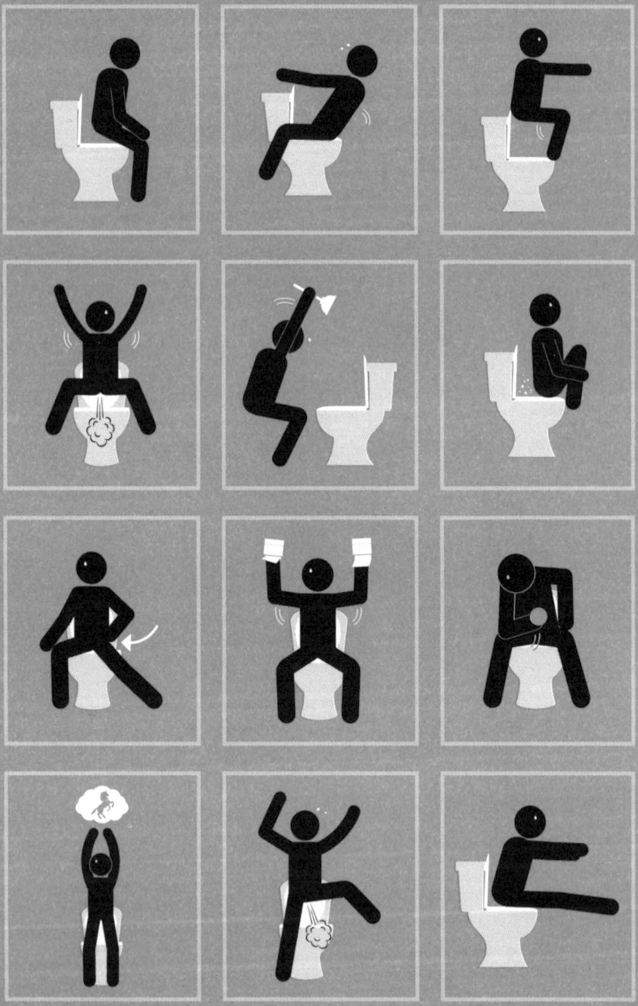

SHIIT-Übungen für Fortgeschrittene

Herzlich willkommen zu ›Der Scheiß ist heiß!‹. Wenn Sie es bis hierher geschafft haben, dann haben Sie Eingeweide aus Stahl!

Der Kopf der Schildkröte

SCHWIERIGKEITSGRAD: 💩💩💩

Sie haben etwas zu kräftig gepresst und schon hat die Schildkröte ihren Kopf aus dem Panzer gestreckt. Höchste Zeit, sie wieder zurückzupfeifen. Erheben Sie sich langsam vom Sitz, bis Sie ein Ziehen in den Knien spüren. Verharren Sie fünf Sekunden in dieser Position, dann lassen Sie sich wieder auf den Sitz sinken. Fünf Wiederholungen.

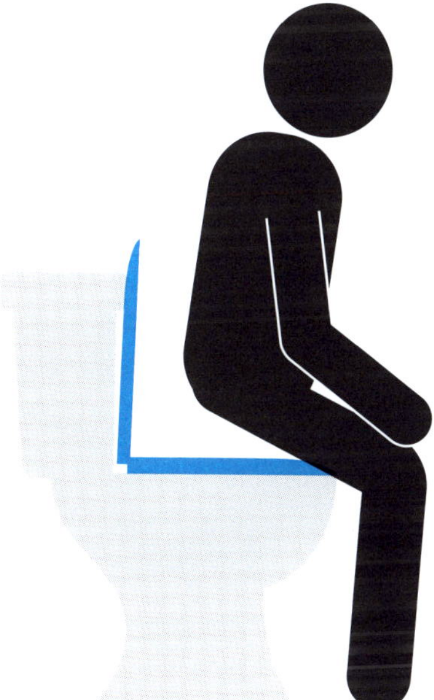

Shit-ups

SCHWIERIGKEITSGRAD:

Diese Übung ist nur etwas für trainierte Kack-lethen! Hocken Sie sich rückwärts auf die Toilette, sodass Ihre Beine sich um die Schüssel legen. Senken Sie Ihren Torso in die Horizontale und ziehen Sie ihn dann wieder in die Senkrechte. Diese Übung hat es in sich, also gehen Sie sie am besten an, wenn Sie ›es‹ nicht mehr in sich haben …

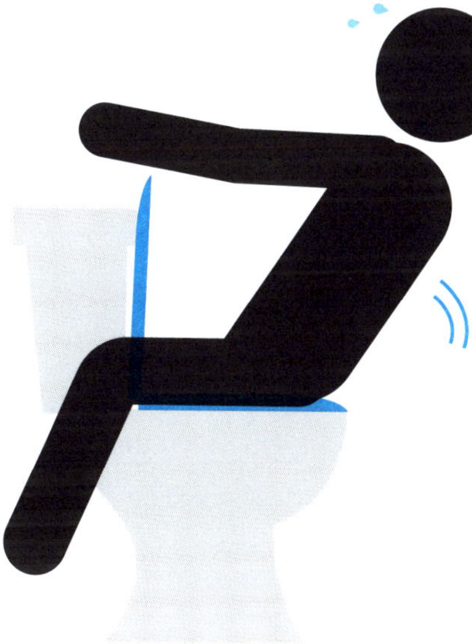

Klokniebeugen

SCHWIERIGKEITSGRAD: 💩💩💩💩

Jetzt geht's ans Eingemachte. Rauf auf die Brille und dann runter in die Hocke! Jetzt rauf mit dem Rumpf, kurz verharren; dann langsam wieder absenken, kurz verharren. Sollte diese Übung Ihnen nicht die Tränen in die Augen treiben, machen Sie sie nicht richtig.

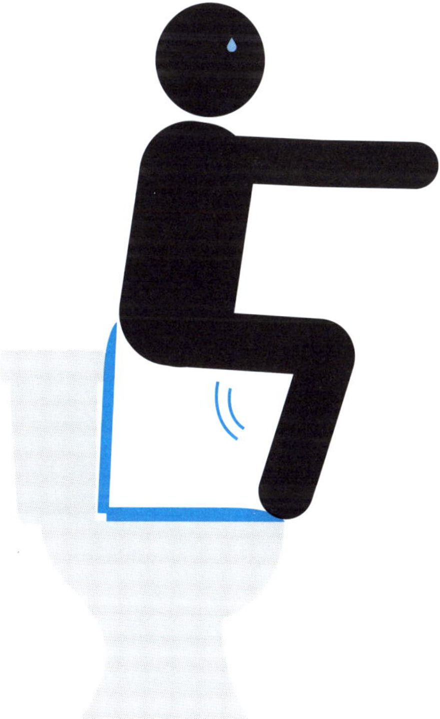

Hampelmann

SCHWIERIGKEITSGRAD: 💩💩💩💩

Stellen Sie sich vor, eine riesige Spinne krabbelt direkt vor Ihnen an der Wand entlang und erschreckt Sie. Schnell mit dem Hintern runter von der Brille, bevor Sie beim Abspringen Arme und Beine weit von sich strecken, als wollten Sie einen Stern nachbilden. Diese Übung ist besonders effektiv, wenn es darum geht, Klammerköttel abzuschütteln, die den Sprung ins kalte Wasser einfach nicht wagen wollen. Fünf Wiederholungen.

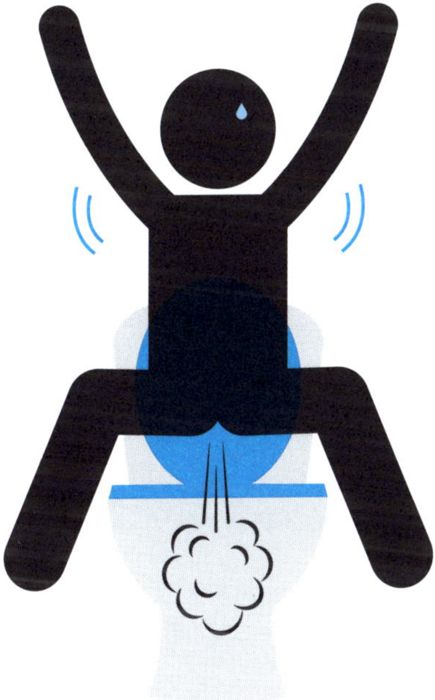

Spüre die Macht!

SCHWIERIGKEITSGRAD:

Schnappen Sie sich Ihren Pümpel und zeigen Sie diesem Würstchen, wer der Herr im Hause ist! Stellen Sie sich mit dem Gesicht zur Toilette, den Pümpel in der rechten Hand. Beugen Sie sich mit geradem Rücken vor, während Sie in die Knie gehen, und ploppen Sie den Pümpel in die Schüssel! Wiederholen Sie das Ganze jeweils fünf Mal mit der linken und der rechten Hand. Achtung, Wetterwarnung: Tsunami in der Keramik!

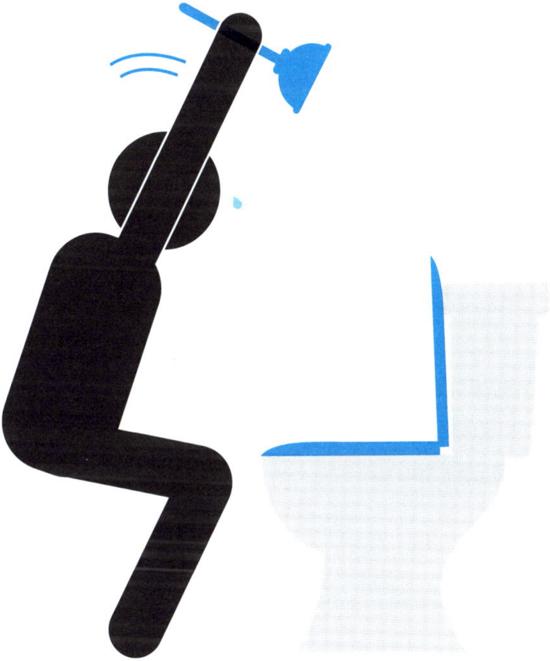

Die braune Glitzer-Kanone

SCHWIERIGKEITSGRAD: 💩💩💩

Diese Übung eignet sich für Sie, wenn Sie beim Blasen der POsaune ein bisschen Fäkalglitzer sehen wollen (der eigentlich genau wie normaler Glitzer aussieht, nur dass er nicht glitzert). Hoch mit den Knien und dann in dieser Stellung verharren, indem Sie Ihre Arme um die Waden schlingen. Position fünf Sekunden lang halten, dann entspannen.

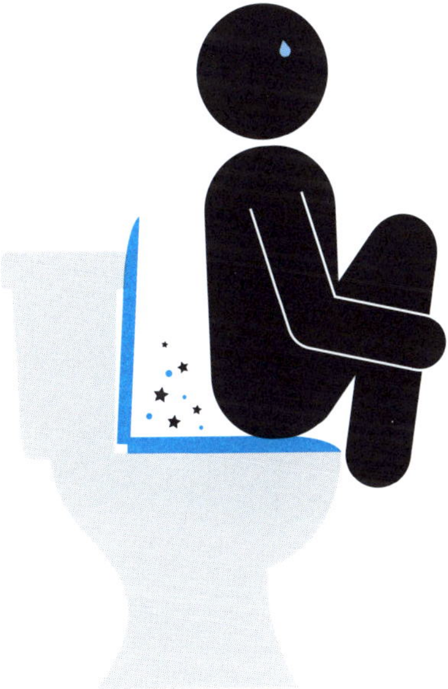

Brauner Donner

SCHWIERIGKEITSGRAD:

Drunten in der Tiefe kann ich ein Grollen hören. Ein Sturm zieht auf und nichts und niemand kann ihn aufhalten! Wenn das mal nicht mit einem Sprung in der Schüssel endet. Strecken Sie ein Bein nach außen und drehen Sie Ihre Hüfte in dieselbe Richtung; ziehen Sie das Bein anschließend wieder ein und wiederholen Sie die Übung mit dem anderen Bein. Jeweils zehn Wiederholungen! Spüren Sie das Ziehen in Ihren Muskeln? So geht ein SHIIT-Storm im Leistengegend-Leistungssport!

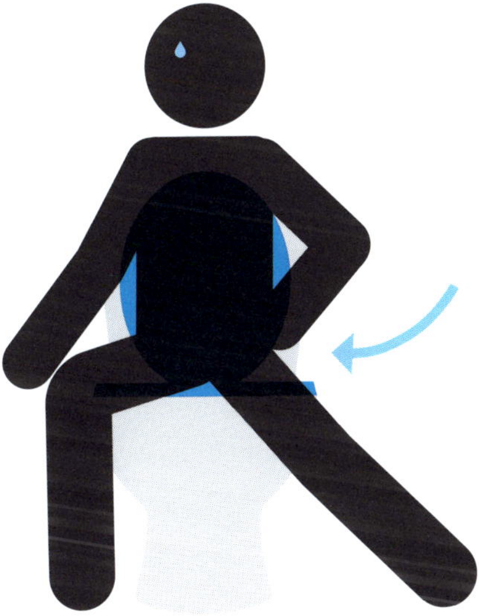

Rollenverteilung

SCHWIERIGKEITSGRAD:

Schnappen Sie sich zwei Rollen Klopapier, eine für jede Hand, und heben Sie sie über Ihren Kopf, dann hinter Ihren Kopf, dann verharren Sie fünf Sekunden in dieser Position. Zehn Wiederholungen. Strecken Sie die Arme anschließend nach vorne aus und lassen Sie die Rollen fallen.

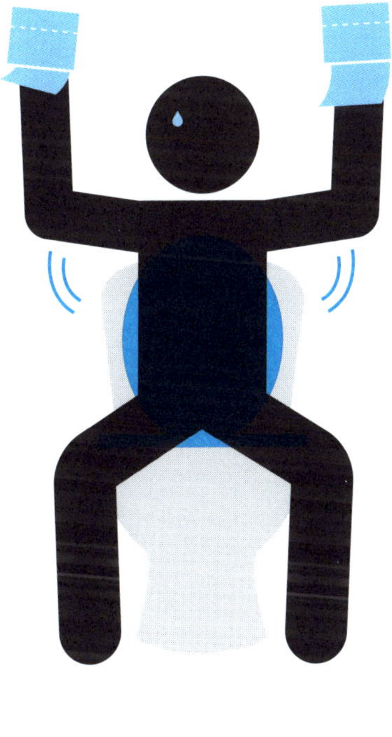

Kackhaus-Curls

SCHWIERIGKEITSGRAD: 💩💩💩💩

Für diese Übung brauchen Sie ein Hilfsmittel; nehmen Sie dafür beispielsweise eine besonders schwere Duftkerze oder ein Raumspray in Großhandelsgröße. Halten Sie diesen Gegenstand in der Hand – den Arm nach unten ausgestreckt. Ziehen Sie nun den Unterarm nach oben, indem Sie den Ellbogen beugen.

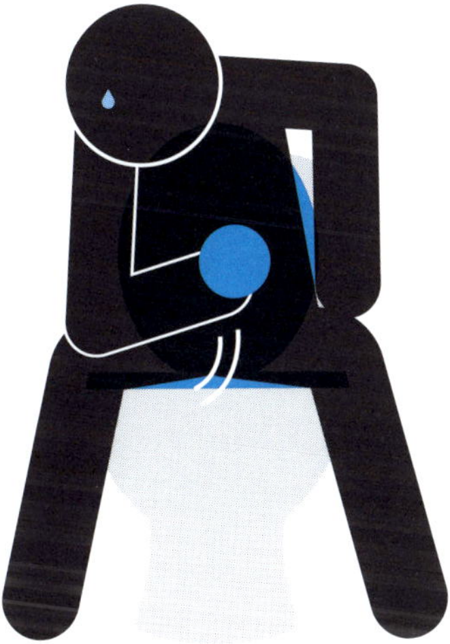

Das Aa-Einhorn

SCHWIERIGKEITSGRAD: 💩 💩

Der seltenste aller Haufen ist der, den oben eine Spitze krönt. Fast schon zu perfekt, um ihn einfach wegzuspülen. Erweisen Sie ihm die letzte Ehre, indem Sie Ihre Arme über den Kopf heben und mit den Händen eine Spitze formen. Erheben Sie sich nun langsam und majestätisch von der Toilette, ohne die Knie dabei ganz durchzustrecken. Halten Sie diese Position zehn Sekunden lang.

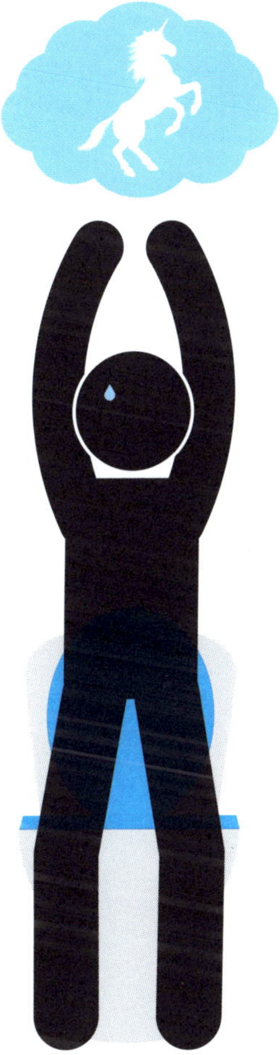

Rektale Rülpser

SCHWIERIGKEITSGRAD: 💩💩💩💩

Zeit, das Tempo mit ein paar rektalen Rülpsern zu erhöhen – nicht zu verwechseln mit den gutturalen Rülpsern. Stellen Sie sich hin und springen Sie hoch. Wenn Sie sich besonders gasig fühlen, strecken Sie beim Springen ein Bein aus. Fünf Wiederholungen.

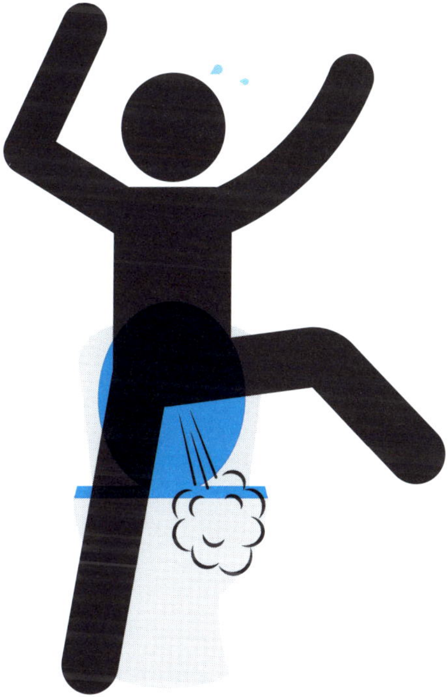

Toilettentornado

SCHWIERIGKEITSGRAD:

Jetzt ist der Moment gekommen, da Sie den Shitstorm nicht länger aufhalten können. Strecken Sie Arme und Beine nach vorne und verharren Sie in dieser heimtückischen Position, bis Sie Ihr Geschäft erledigt haben.

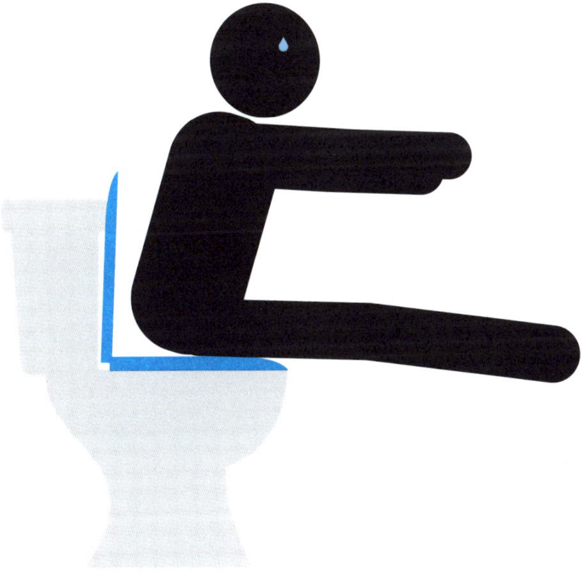

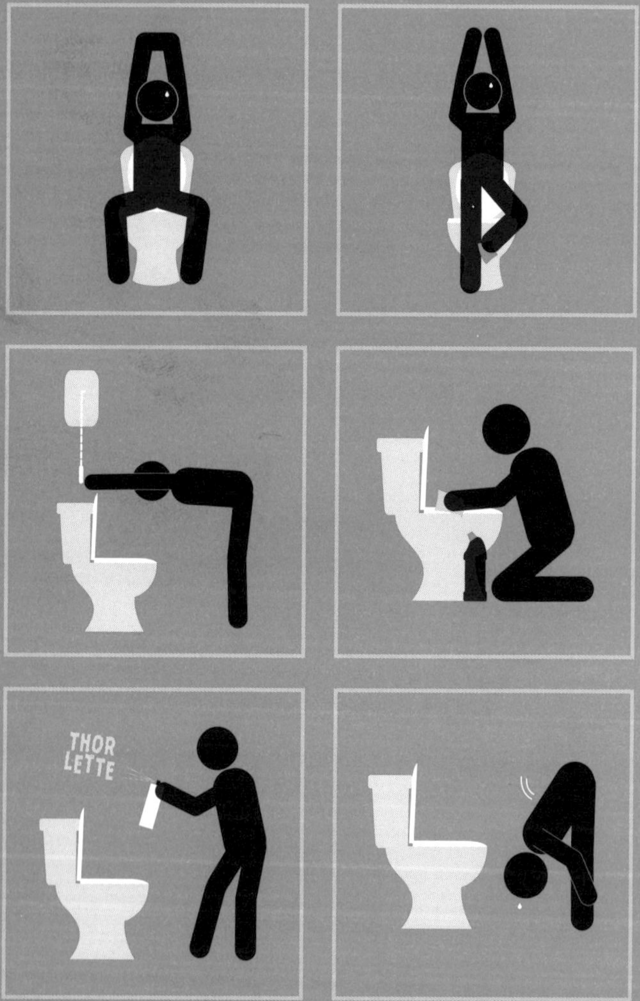
THOR
LETTE

Cool-down

Nach dieser immensen körperlichen Anstrengung ist es nun an der Zeit, die Muskeln bei einem ausgiebigen Cool-down zu lockern. Nehmen Sie sich zunächst eine Minute Zeit, um Ihr Workout Revue passieren zu lassen, und genießen Sie anschließend diesen entspannenden Abschluss Ihres SHIIT-Workouts.

Der Pöter-Gruß

SCHWIERIGKEITSGRAD:

Entspannen Sie mit einer einfachen Yoga-Übung. Heben Sie dazu die Arme über den Kopf, sodass sich die Handflächen berühren. Recken Sie den Kopf nach oben, um auf diese Weise Ihrem Pöter Tribut für seine harte Arbeit zu zollen.

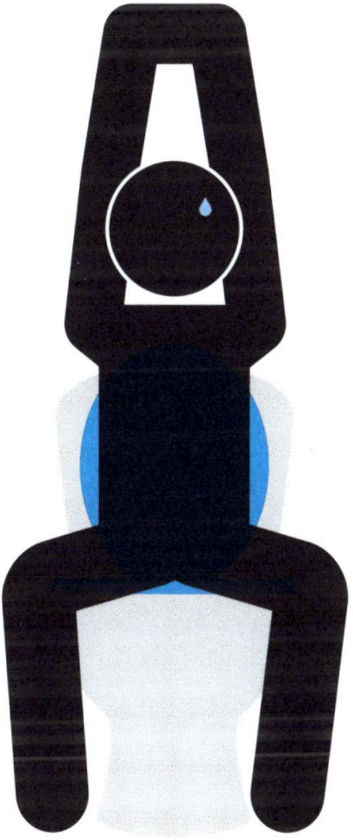

Der Toilettenbaum

SCHWIERIGKEITSGRAD: 💩💩💩

Auf einem Bein stehen zu können ist auch im Badezimmer eine nützliche Fähigkeit, insbesondere dann, wenn Sie Klopapier am Fuß kleben haben.

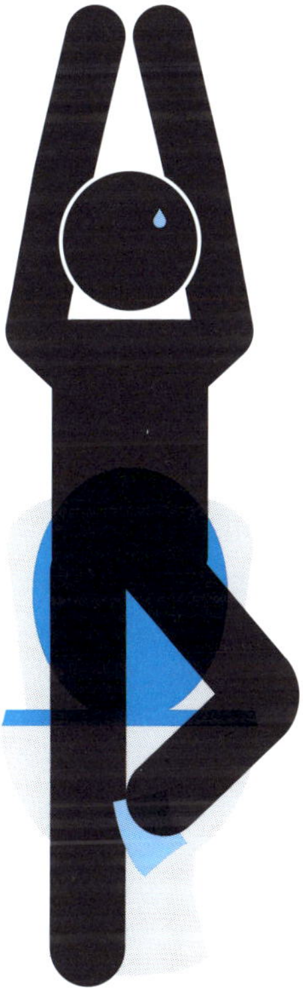

Die Power-Spülung

SCHWIERIGKEITSGRAD: 💩 💩

Stellen Sie sich mit dem Gesicht zur Toilette auf und beugen Sie den Oberkörper in der Hüfte nach vorne. Greifen Sie die Spülkette und ziehen Sie diese nach unten, wie Sie noch nie im Leben etwas gezogen haben (sollten Sie keine Kette haben, drücken Sie alternativ die Spültaste). Optional können Sie mit der freien Hand Ihrem Haufen hinterherwinken.

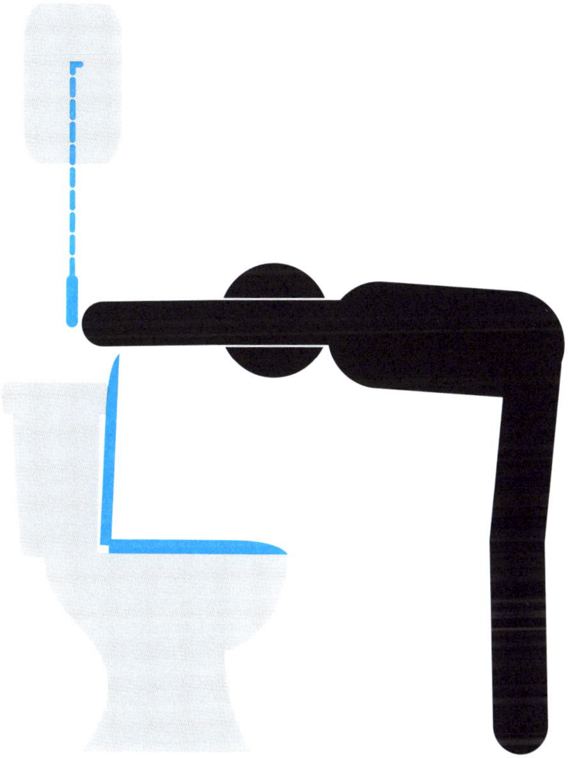

Post-Kot-iales Putzkommando

SCHWIERIGKEITSGRAD: 💩💩

Das hier sollte fraglos eines der Zehn Gebote sein: »Hinterlassen Sie die Toilette immer so, wie Sie sie vorfinden möchten.« Je nach Intensität Ihres Workouts sollten Sie also Putzmittel rausholen und die Klobrille mit langsamen, fließenden Bewegungen schrubben.

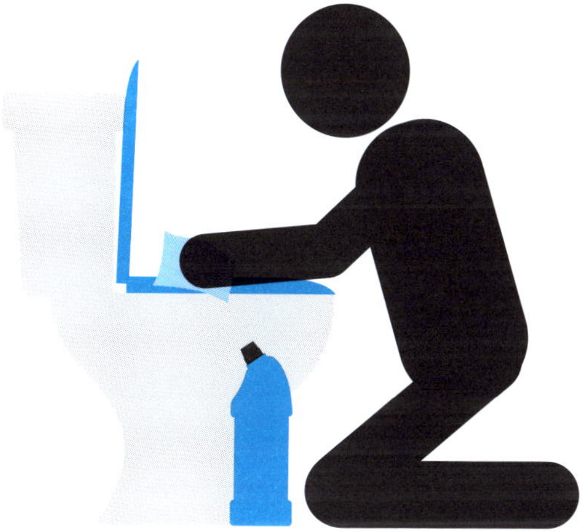

Der Duftausgleich

SCHWIERIGKEITSGRAD:

Schnappen Sie sich das Raumspray und sprühen Sie, als wollten Sie Ihre dunstvoll … Verzeihung, kunstvoll gesetzte Duftnote zu einem Meisterwerk veredeln. Seien Sie stolz auf das, was Sie heute geleistet haben. Das ist der Geruch von harter Arbeit.

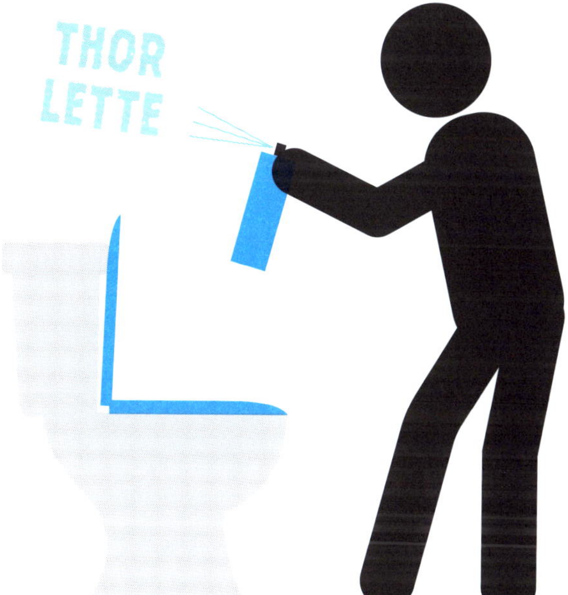
THOR
LETTE

Die tiefe Vorbeuge

SCHWIERIGKEITSGRAD: 💩

Erheben Sie sich ein letztes Mal von Ihrem Keramikthron. Beugen Sie dann den Oberkörper mit ausgestreckten Beinen nach unten, schnappen Sie sich Ihren Schlüppi und ziehen Sie ihn nach oben.

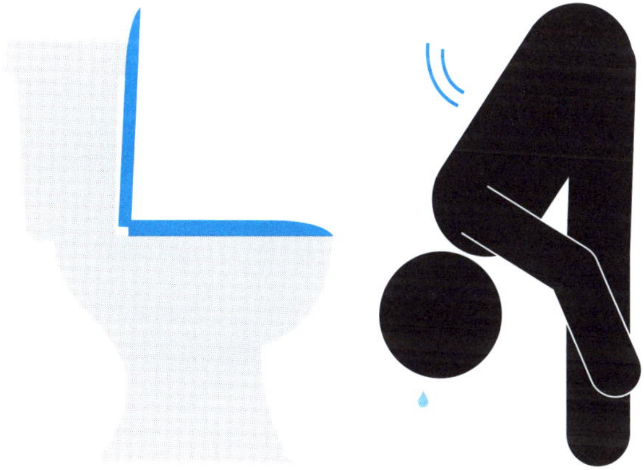

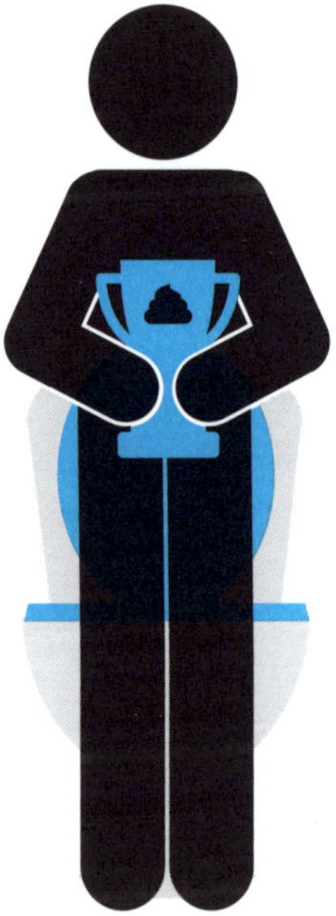

Herzlichen Glückwunsch!

Sie haben sich angestrengt und abgekämpft, Sie haben die POsaune geblasen und haben sich einem monströsen Shitness-Programm unterzogen. Ein SHIIIT-Workout ist nichts für Zartbesaitete; hier gilt Survival of the SHIITest! Ihre Trophäe haben Sie sich redlich verdient – schließlich haben Sie diesem Würstchen gezeigt, wer hier das Sagen hat. Ihr Werk ist vollbracht! Nun ist es an der Zeit, dieses übel riechende Örtchen zu verlassen. Bravo! Sie haben die Welt des WC-Workouts im SHIIT-Storm erobert!

Mein Workout-Tagebuch

Datum	Übung	Bewertung (1 bis 10)

Datum	Übung	Bewertung (1 bis 10)

Platz für eigene SHIIT-Übungen

Erfolgreich absolvierte Übungen

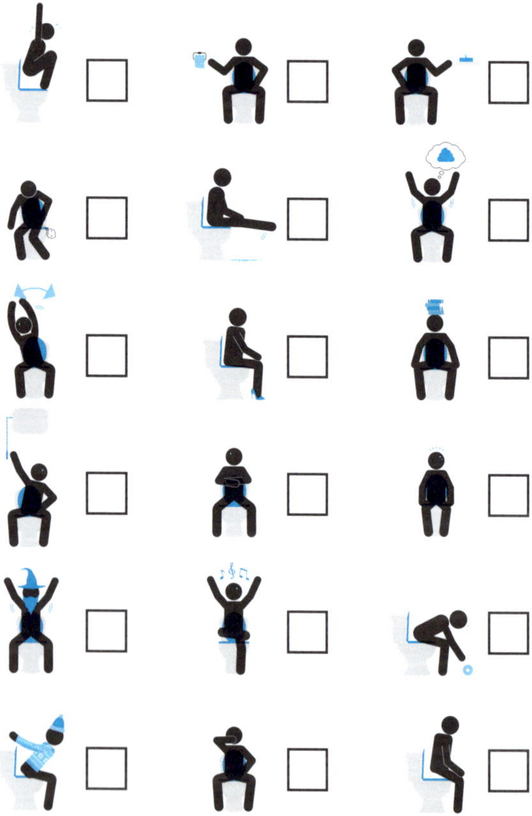

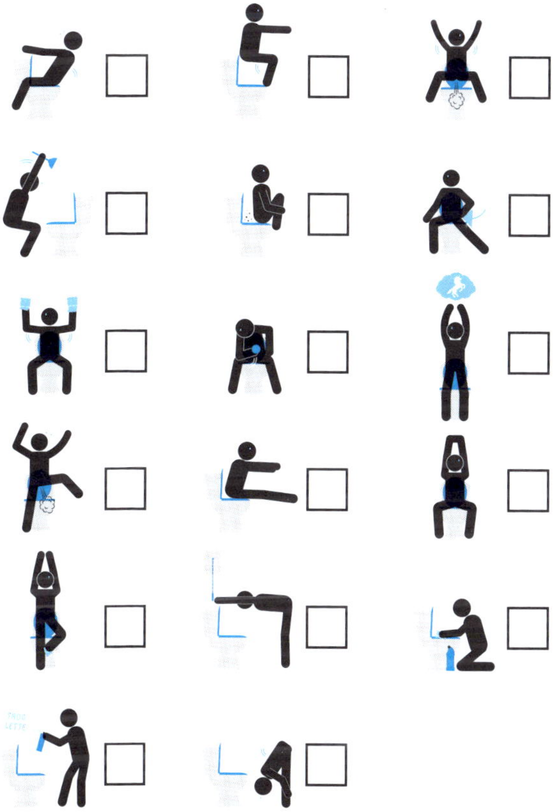

Bildnachweis

Die Abbildungen in diesem Buch basieren auf folgenden Illustrationen:

Musical notes © GraphicsRF/Shutterstock.com; exercise icons © TackTack/Shutterstock.com; exercise icons © HuHu/Shutterstock.com; toilet paper © pptadd/Shutterstock.com; Christmas sweater © Atelier Agonda/Shutterstock.com; toilet © Diana Creativa/Shutterstock.com; skiing © Z-art/Shutterstock.com; stick men © Leremy/Shutterstock.com; books © Oxy-gen/Shutterstock.com; yoga stick men © Satika/Shutterstock.com; exercising stick men © Puwadol Jaturawutthichai/Shutterstock.com; toilet hygiene © Haryadi CH/Shutterstock.com; household chemicals © ayax/Shutterstock.com; graffiti © RedlineVector/Shutterstock.com; high heels © Panptys/Shutterstock.com; poo and fart symbols © Arcady/Shutterstock.com; wizard hat © delcarmat/Shutterstock.com; unicorn © SoulGIE/Shutterstock.com; yoga positions © Cherstva/Shutterstock.com; toilets © Jovanovic Dejan/Shutterstock.com; dancing man © north100/Shutterstock.com; exercise icons © Pro Symbols/Shutterstock.com; trophy © KemarinSore/Shutterstock.com